DVD付き
パーツやせ!

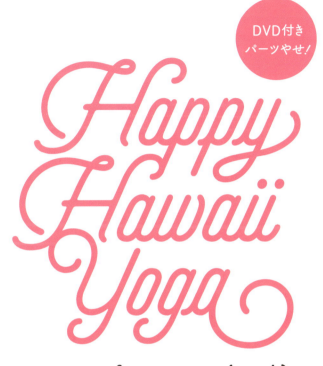

ハッピー・ハワイヨガ

Mieko Hanada

花田美恵子

講談社

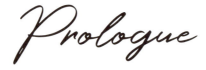

はじめに

　子どもの頃から何度も訪れていたハワイ。「いつか住めたら」という漠然とした想いを実現させ、2009年、4人の子どもたちと移住を決めました。やがて子どもたちも成長。自分の時間を持てるようになった途端、今度は自分に何ができるのか、途方に暮れてしまいました。

　モヤモヤを抱えていたとき、大きな支えになってくれたのが、ヨガです。ヨガをすると余計なことを考えなくなります。自分自身の素直な感情に向き合うことになります。そして気づいたのは、自分にとって本当に大切な人、モノだけが周りにあれば幸せ、というシンプルなことでした。

　そんなヨガの素晴らしさを多くの人と共有したくて、インストラクターの資格をハワイで取り、教えるようになりました。レッスンが終わり、生徒さんたちがいきいきと笑顔になるのを見ていると、とても嬉しくなります。もっともっと、笑顔になる方が増えてほしい。そんな思いを込めて、この本を作りました。

　全身をまんべんなく動かすヨガはボディメイクにもぴったり。私自身、メリハリのない脚がコンプレックスでしたが、ヨガを続けたことで大きな変化を感じています。この本を手にとってくださったみなさんが、ハワイヨガで、少しでも心身の変化を感じとっていただけますように。

10 YEARS AGO

ヨガを本格的に始める前の私。こうして見ると筋肉がなくて、まだボディラインが引き締まっていませんね。ヨガによって、あなたもきっと変われるはずです！

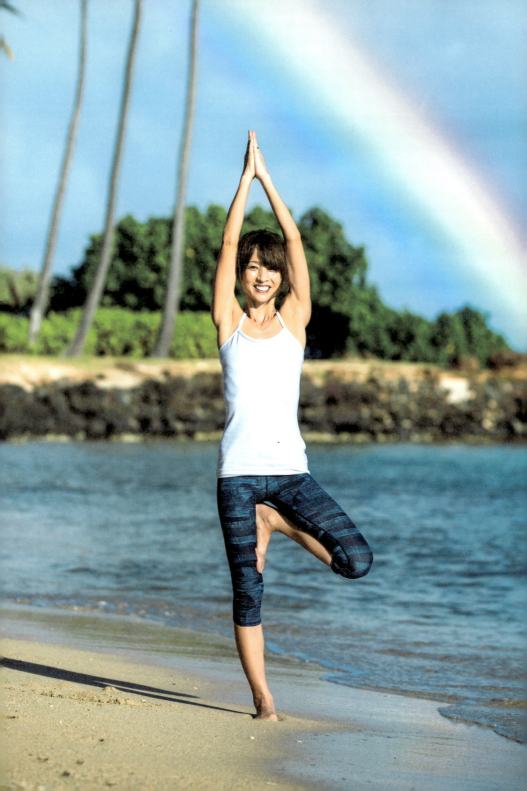

Contents

Happy Hawaii Yoga | 目次

Prologue
はじめに ——— 02

How to Use
この本の使い方 ——— 06

CHAPTER 1
Hawaii Yoga Basics
ハワイヨガ | 基本編

ハワイヨガって? ——— 10
呼吸を覚えましょう ——— 12
ウォームアップ ——— 14
クールダウン ——— 16

CHAPTER 2

Hawaii Yoga Exercises
ハワイヨガ｜実践編

お腹＆ウエストに効くポーズ —— 20
ヒップに効くポーズ —— 26
レッグラインに効くポーズ —— 32
二の腕＆背中に効くポーズ —— 38
お疲れ＆ストレスに効くポーズ —— 44

｜Q&A｜こんなときはどうしたらいい？ —— 50
｜Special｜太陽礼拝のポーズ —— 52

CHAPTER 3

Lifestyle with Yoga
ヨガのあるライフスタイル

FOOD —— 56
FASHION —— 58
CARE —— 60

Epilogue
おわりに —— 62

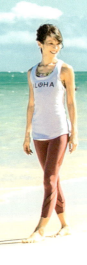

How to Use

この本の使い方

LEVEL
気になるパーツごとに、LEVEL 1 から 3 までのポーズを提案しています。LEVEL 1 からチャレンジして、少しずつレベルアップしていくのを楽しんでもいいし、できる方は 1〜3 を通して実践していただいてもいいですね。

回数
気になるパーツに効かせるための回数を目安として提案しています。ただ、ムリせず自分のペースで行うのがおすすめです。回数を増やすことより、ポーズに忠実に、深い呼吸で行うことに意識を向けましょう。

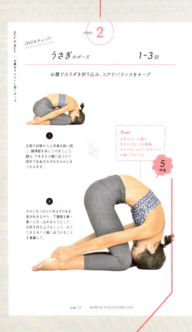
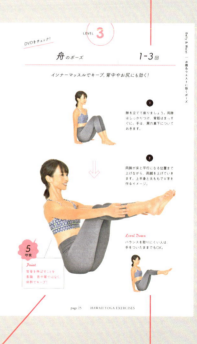

呼吸
5 呼吸が基本ですが、できる方はもっと増やしていただいても OK です。どんなポーズも呼吸を止めずに行うことが基本です。

POINT
気になるパーツに効かせるために、とくに意識したいポイントを記しました。

LEVEL DOWN
カラダが硬くてポーズが取りづらい方のために、やさしいバージョンのポーズを提案しています。まずこちらからチャレンジして、慣れてきたらレベルアップしてみましょう。

DVDの使い方

DVDメニュー画面 この本のp.12〜53にあたります。

各メニューへ

Happy Hawaii Yoga
ハッピー・ハワイヨガ
パーツやせ！

▶ Hawaii Yoga Basics
ハワイヨガ｜基本編

▶ Hawaii Yoga Exercises
ハワイヨガ｜実践編

▶ Special
太陽礼拝のポーズ

必ずお読みください

● 本書は、健康な成人を対象に作製しています。エクササイズの途中で体調が悪くなったり、痛みが生じた場合は、一旦中止して専門医にご相談ください。● 体調に不安のある方や、持病がある方は、必ず医師の許可を得てからエクササイズを行ってください。

DVD-Videoについての注意事項

◎DVDは赤いリボンから開封して取り出してください。台紙ごと取り外さないでください。

◎DVD-Videoとは、映像と音声を高密度に記録したディスクです。DVD-Video対応プレーヤーで再生してください。DVDドライブ付きPCやゲーム機などの一部の機種で、再生できない場合があります。

◎再生上の詳しい取り扱いについては、ご使用になるプレーヤーの取扱説明書をご覧ください。再生上に生じたご不明点は、プレーヤーの製造メーカーにお問い合わせください。

◎このディスクは特定の国や地域のみで再生できるように作製されています。したがって、販売対象として表示されている国や地域以外で使用することはできません。各種機能についての操作方法は、お手持ちのプレーヤーの取扱説明書をご覧ください。

◎このタイトルは、16：9画面サイズで収録されています。

◎このディスクは家庭内観賞用にのみご使用ください。このディスクに収録されているものの一部でも無断で複製（異なるテレビジョン方式を含む）・改変・転売・転貸・上映・放送（有線・無線）することは禁止されており、違反した場合、民事上の制裁および刑事罰の対象となることもあります。

| 40min | 片面一層 | COLOR | MPEG2 | 複製不能 |

取り扱い上のご注意

◎ディスクは両面とも、指紋、汚れ、傷などをつけないように取り扱ってください。また、ディスクに対して大きな負荷がかかると微少な反りが生じ、データの読み取りに支障をきたす場合もありますのでご注意ください。

◎ディスクが汚れたときは、メガネ拭きのような柔らかい布を軽く水で湿らせ、内側から外側に向かって放射状に軽く拭き取ってください。レコード用クリーナーや溶剤などは使用しないでください。

◎ディスクは両面とも、鉛筆、ボールペン、油性ペンなどで文字や絵を書いたり、シールなどを添付しないでください。

◎ひび割れや変形、または接着剤などで補修されたディスクは、危険ですから絶対に使用しないでください。また静電気防止剤やスプレーなどの使用は、ひび割れの原因となることがあります。

保管上のご注意

◎使用後は、必ずプレーヤーから取り出し、付属のシートに収めて、直射日光の当たる場所や自動車の中など高温多湿の場所は避けて保管してください。

視聴の際のご注意

◎明るい場所で、なるべくテレビ画面より離れてご覧ください。長時間続けての視聴は避け、適度に休憩をとってください。

CHAPTER 1

Hawaii Yoga Basics

ハワイヨガ｜基本編

「ハワイヨガって何？」と思っている方もいらっしゃるかもしれません。まずは私が考える"ハワイヨガ"についてお伝えします。そして実践に入る前に、ヨガのベースとなる大切な呼吸について、さらに、ヨガの効果を高めるために取り入れていただきたいウォームアップ＆クールダウンについて学びましょう。

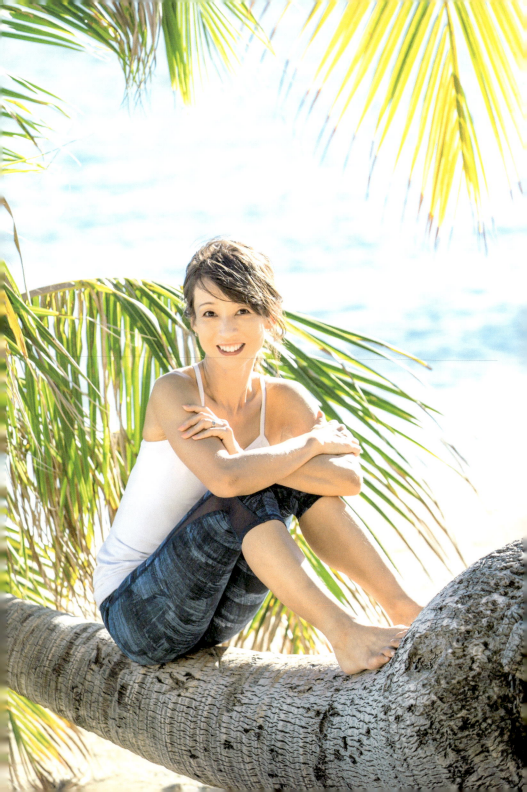

What's Hawaii Yoga?

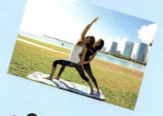

ハワイヨガって？

　ハワイでやらなければ、ハワイヨガではない？　答えは、「NO」です。もちろん、ハワイに行ったことがある方はご存知だと思いますが、その開放的な雰囲気や豊かな自然から得られるパワーは偉大です。もし、ハワイに行く機会があったら、ぜひビーチなどでヨガをやってみていただきたいと思います。日本でも、時間があれば公園に出かけ、芝生の上で太陽の光を浴びながらやると、ほんとうに気持ちがいいものです。でも、場所にそこまでこだわる必要はありません。もちろんお家でもOK。ハワイヨガの本質は、心地のいい自分になることにあるのですから。

　ボディメイクをしながら、日頃のストレスやあなたを悩ませることを忘れることができるのがハワイヨガ。そのためにできることとして、お気に入りのアロマを焚いたり、ルームスプレーを使ったりするのもいいでしょう。波の音やゆったりしたハワイアンミュージックをBGMにして、リラックスできるように環境を整えるのもおすすめ。そして、何より大事なのは、カラダも心も自由に解放してあげること。ポーズはひとつひとつ丁寧にとってほしいのですが、無理のない範囲で行い、普段使わないところが伸びていく気持ちよさを感じましょう。鼻呼吸が難しければ深呼吸でもいいですし、いつ、どんな格好でやっても構いません。「こうしなきゃいけない」というルールがないのが、ハワイヨガのルールなんです。自由に、気持ちよく、時間の取れるときに無理なく続けてください。

RULE 1 忙しい日常から離れる時間が、ハワイヨガ

家事や子育て、お仕事と、せわしなく過ぎていく日々。とくに、日本は何でもスピードが速く、他人の目も気になりがち……。私も、ヨガに出合うまでは、ストレスフルな生活を送っていました。でも、ハワイでヨガを始めたことで「焦ったところで何も変わらない」とゆったり構えられるようになりました。みなさんも、忙しい日常のひととき、少しでもヨガの時間を持ってみてください。きっと、笑顔が増えるはずです。

RULE 2 気持ちよく、無理のない範囲で伸ばす

生徒さんからよく受けるのが「カラダが硬いけど大丈夫ですか?」という質問。ハワイヨガは、"無理"を強いません。柔軟性が高いほうが、ポーズを取りやすいのは事実ですが、ポーズを上手に取ることよりも、ご自分が「気持ちいい」と感じる範囲で、リラックスして行うことを大切にしてほしいのです。この本では、レベルダウンしたやり方もご紹介しているので、無理なく、固まった筋肉がしなやかに伸びていく感覚を味わえると思います。

RULE 3 呼吸は自分のリズムで

ヨガでは、呼吸に始まり呼吸に尽きるというくらい重要なものです。たくさん取り込んだ空気を全身に巡らせながら行うからこそ、カラダも生き生きとしてきます。呼吸法はp.12でご紹介していますが、難しいと感じたら、深呼吸でも構いません。自分のペースで、でも、普段よりも大きな息を吸い込み、時間をかけてゆっくり吐く。それだけでも、心が落ち着いてくるはず。呼吸法や深呼吸は、日常生活でイライラした時にもおすすめです。

RULE 4 ウォームアップやクールダウンの時間を持つ

パーツの引き締めの実践編に入る前には、ウォームアップを行い、カラダを温め、ほぐしてください。今日の自分のカラダの状態を知ることもできます。頭を上げ下げしたり、腕、脚、背中、腰を伸ばしたり、これだけでもリフレッシュできるので、時間がないときは、ウォームアップだけでもOK。また、パーツ引き締めのステップは、カラダに少なからず負担がかかっています。カラダを休めるために、クールダウンまで続けてください。

RULE 5 少しずつ、レベルアップする自分を楽しむ

カラダがヨガに慣れるまでは、上手くポーズが取れなかったり、ぐらついてしまったり、思うようにできないかもしれません。でも、できないということは、伸びしろがあるということ。そこで諦めず、LEVEL1を続けていくうちに、ラクにポーズが取れるようになったり、カラダが軽くなってきたり、変化が必ず訪れます。そうしたら、次のLEVEL2へ。なりたい自分にどんどん近づいている喜びを感じつつ、LEVEL3を目指してください。

慌ただしい日常のなかで、普段はみなさん、呼吸に意識を向けることなんてないかと思います。ゆっくりと深い呼吸をするだけで、心とカラダをリラックスモードへ誘うことができます。最初に、片方の鼻の穴から空気を取り込み、カラダに巡らせ、ゆっくりと吐きます。この鼻呼吸でリラックスしてから、ポーズを取り始めましょう。深い呼吸をマスターできると、カラダのコアを意識した動きができるようになります。まずは30回を目指してみましょう。気持ちよければ何回繰り返してもOKです。

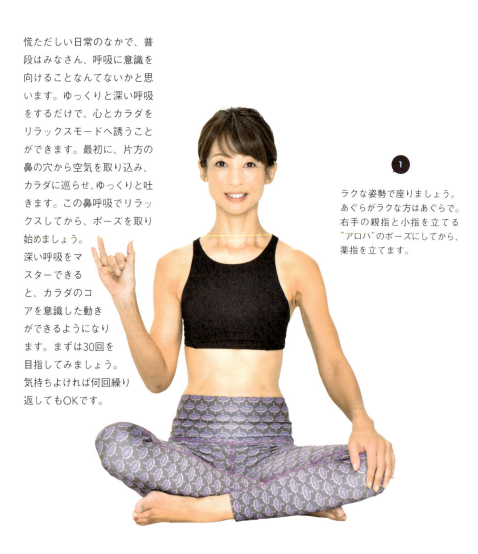

1

ラクな姿勢で座りましょう。あぐらがラクな方はあぐらで。右手の親指と小指を立てる"アロハ"のポーズにしてから、薬指を立てます。

DVDをチェック！

Breathing

呼吸を覚えましょう

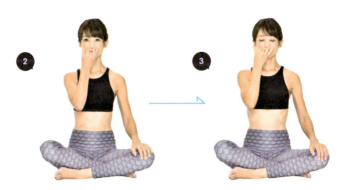

②薬指で左の小鼻を軽く押さえます。 ③右の鼻の穴からゆっくり吐きます。

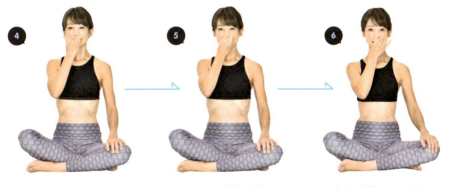

④そのまま深く吸いましょう。 ⑤いったん親指と薬指で両側を押さえます。 ⑥今度は親指で右の小鼻を押さえ、左の鼻の穴からゆっくり吐きます。

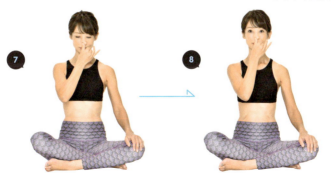

⑦そのまま深く吸いましょう。 ⑧またいったん親指と薬指で両側を押さえ、2から繰り返します。

ハワイヨガでは、普段の生活であまり使わない筋肉を伸ばしたり、関節を動かしたりします。まずは、筋肉を温めて関節可動域を広げる動的なポーズでカラダを目覚めさせてあげると、そのあとのヨガポーズもぐっと取りやすくなります。

1

ラクな姿勢で座りましょう。
あぐらがラクな方はあぐらで。

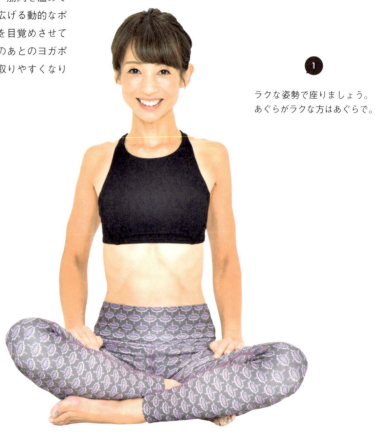

DVDをチェック！　　Warm Up

ウォームアップ

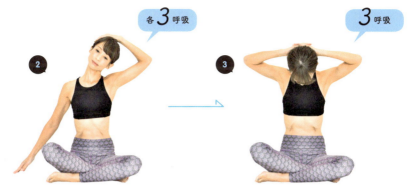

② 片手を頭の反対側に軽く置いて倒しましょう。反対側も同様に。

③ 両手の指を組んで、頭の後ろに持っていき、あごを胸に近づけていきます。

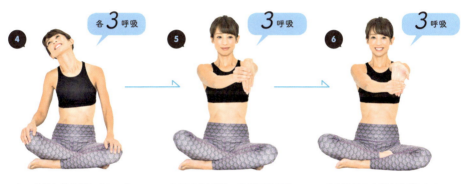

④ ゆっくりと首を回しましょう。右回し、左回しを各3回。

⑤ 片手を前に出し、反対の手で手首の外側とひじを伸ばします。

⑥ 今度は腕の内側を伸ばします。

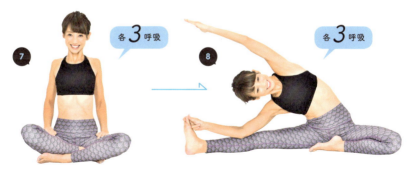

⑦ 肩甲骨からしっかり肩を回します。後ろに3回、前に3回。終わったら、反対の手首も同様に内側と外側を伸ばしたのち、肩を回しましょう。

⑧ 片脚を横に伸ばしてかかとを押し出し、指先をつかみます。反対の腕を上げて伸ばし、体側が伸びるのを感じましょう。お尻は床から浮かないように。反対側も同様に行いましょう。

静的なポーズで、心身をよりリラックスさせるのが、クールダウン。カラダのどこにも力を入れず、一連のポーズの余韻をゆったりとした気持ちで、好きなだけ味わいます。最後は、今日も頑張った自分を褒めてあげましょう。

5呼吸

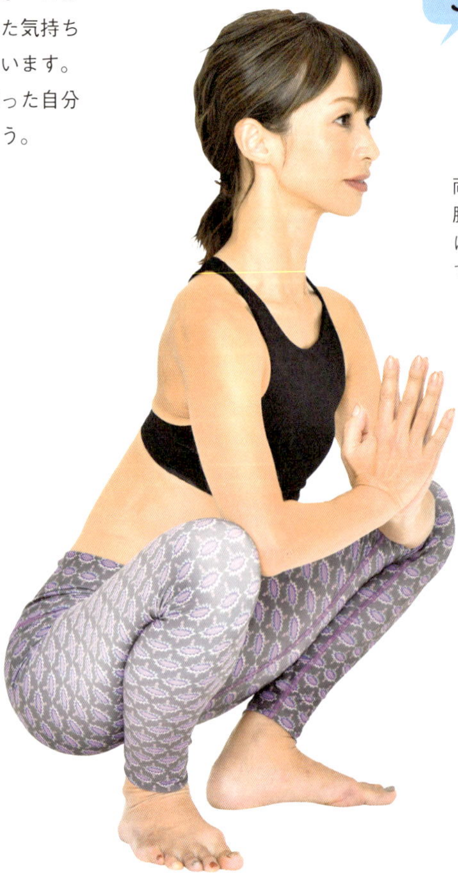

① 両膝を開いてしゃがみます。胸の前で両手を合わせ、ひじは膝の内側に置き、ひじと膝で押し合いましょう。

DVDをチェック！

Cool Down

クールダウン

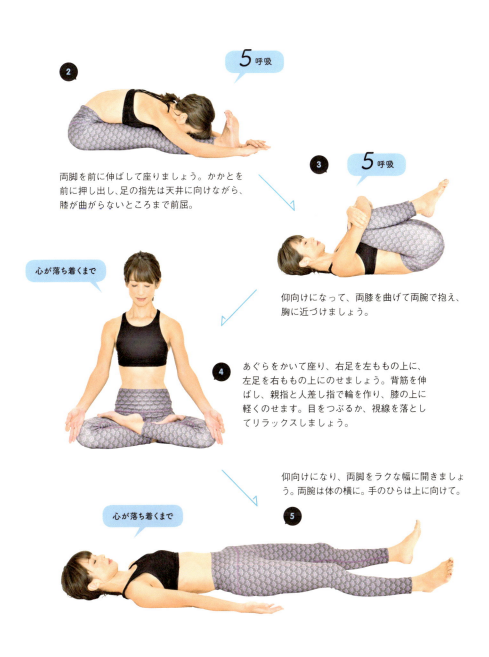

CHAPTER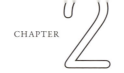

Hawaii Yoga Exercises

ハワイヨガ｜実践編

さあ、いよいよボディメイクを始めましょう。お腹＆ウエスト、ヒップ、レッグライン、二の腕＆背中と、部位別にポーズをレベル1から3までご紹介しています。引き締めたい部位を集中的に行うのも、同レベルのポーズを全身通して行うのもいいでしょう。ボディだけでなくメンタルもケアできるよう、ストレス解消ポーズもご提案しています。

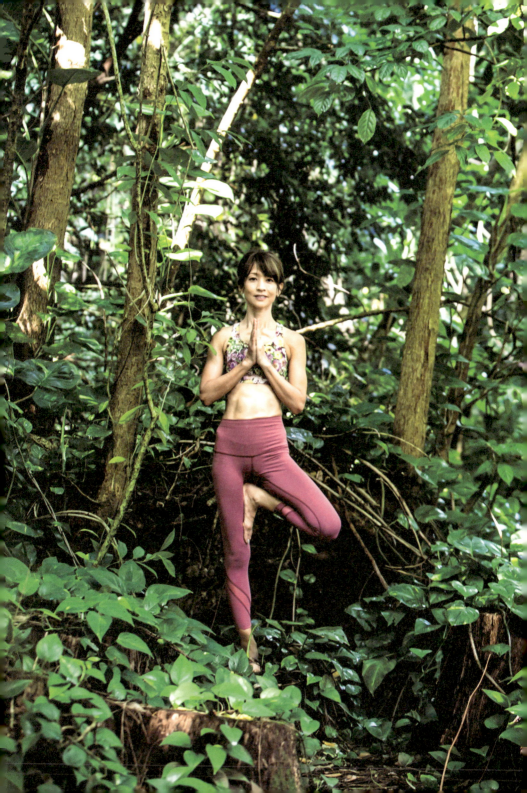

Belly & Waist

お腹＆ウエスト

に効くポーズ

ポッコリしたお腹に、凹凸のないウエスト……。女性のお腹＆ウエスト周りは脂肪がつきやすい部位です。下腹部を意識しながらねじったり、コアを使ったり。さまざまなアプローチで、すっきり、きれいなくびれを作っていきましょう。

DVDをチェック！

LEVEL 1

半月のポーズ

左右各 **1-3**回

Belly & Waist ― お腹＆ウエストに効くポーズ

なめらかな曲線が、ウエストのくびれを生み出す

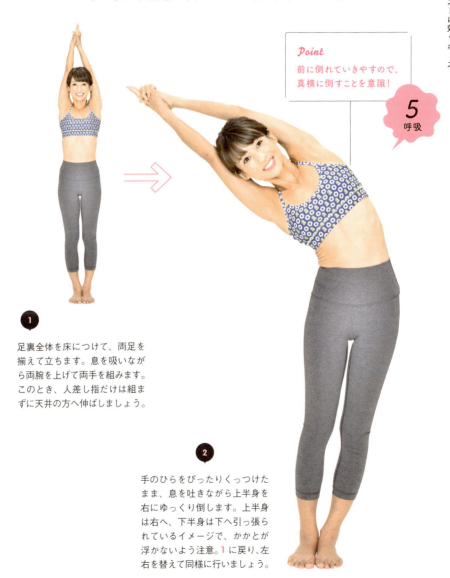

Point
前に倒れていきやすので、
真横に倒すことを意識！

5 呼吸

❶ 足裏全体を床につけて、両足を揃えて立ちます。息を吸いながら両腕を上げて両手を組みます。このとき、人差し指だけは組まずに天井の方へ伸ばしましょう。

❷ 手のひらをぴったりくっつけたまま、息を吐きながら上半身を右にゆっくり倒します。上半身は右へ、下半身は下へ引っ張られているイメージで、かかとが浮かないよう注意。1に戻り、左右を替えて同様に行いましょう。

LEVEL 1

DVDをチェック！

合(がっ)せき前屈のポーズ　　1-3回

息を吐くたび、下腹部を奥へ奥へ！

① 足裏を合わせてあぐらをかき、背骨をまっすぐ伸ばす。

Point 肩はリラックス！

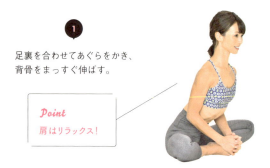

② 息を吐きながら、倒せるところまで前屈。お尻が浮かないギリギリのところでストップ！

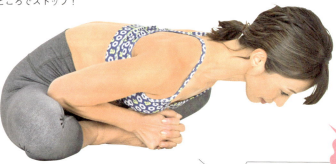

5呼吸

Point 頭から前屈するのではなく、下腹部を奥へ奥へと入れ込むイメージで。

ねじり三角のポーズ

DVDをチェック！

LEVEL 2

左右各 **1-3** 回

上半身を大きくねじって、わき腹に刺激を送る！

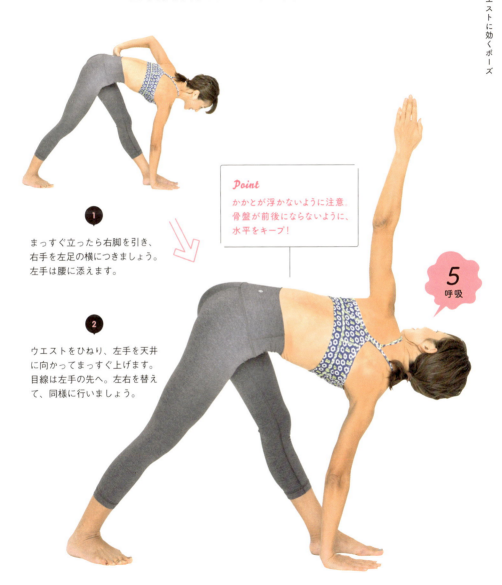

❶ まっすぐ立ったら右脚を引き、右手を左足の横につきましょう。左手は腰に添えます。

❷ ウエストをひねり、左手を天井に向かってまっすぐ上げます。目線は左手の先へ。左右を替えて、同様に行いましょう。

Point
かかとが浮かないように注意。骨盤が前後にならないように、水平をキープ！

5 呼吸

LEVEL 2

うさぎのポーズ　　1-3回

DVDをチェック！

お腹でカラダを折り込み、コアでバランスをキープ

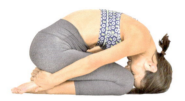

正座の状態から上半身を前に倒し、頭頂部を床につけましょう。額は、できるだけ膝に近づけて、両手で左右それぞれのかかとをつかみます。

Point
お尻よりも、お腹を引き上げることを意識。かかとをしっかりつかむことで、お腹に力が入る。

5呼吸

かかとをつかんだ手はそのまま、息を吐きながら、下腹部を奥へ奥へと引っ込めるようにして、お尻を持ち上げましょう。おでこをなるべく膝に近づけることを意識して。

DVDをチェック！

LEVEL 3

舟のポーズ 1-3回

インナーマッスルでキープ。背中やお尻にも効く！

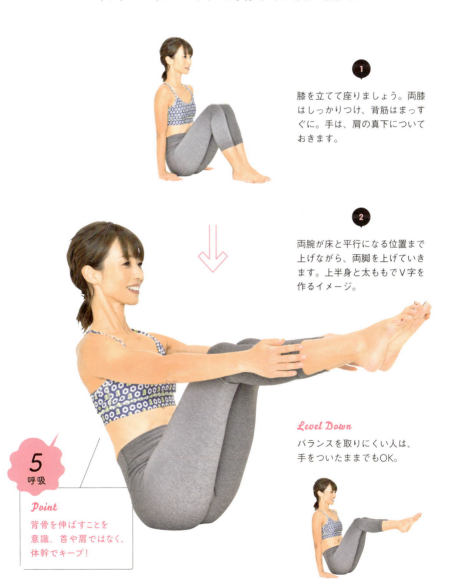

1
膝を立てて座りましょう。両膝はしっかりつけ、背筋はまっすぐに。手は、肩の真下についておきます。

2
両腕が床と平行になる位置まで上げながら、両脚を上げていきます。上半身と太ももでV字を作るイメージ。

Level Down
バランスを取りにくい人は、手をついたままでもOK。

5 呼吸

Point
背骨を伸ばすことを意識。首や肩ではなく、体幹でキープ！

Belly & Waist ｜ お腹＆ウエストに効くポーズ

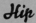 ヒップ
に効くポーズ

油断するとすぐに太ももとの境目がなくなってしまうヒップ。また、座り仕事の人はカチカチに固まってしまい、形も崩れがち。ほぐして、柔らかく上向きの丸いヒップに！　大きな筋肉のあるヒップを鍛えると、代謝も上がります。

LEVEL 1

木のポーズ

左右各 **1** 回

ヒップを意識して立ち、バランスキープ！

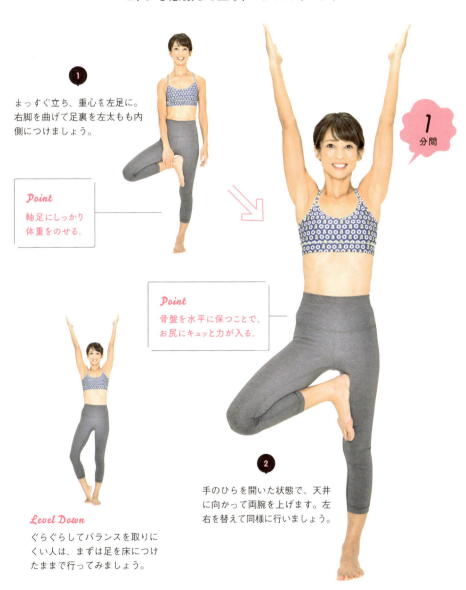

1
まっすぐ立ち、重心を左足に。右脚を曲げて足裏を左太もも内側につけましょう。

Point
軸足にしっかり体重をのせる。

Point
骨盤を水平に保つことで、お尻にキュッと力が入る。

1 分間

2
手のひらを開いた状態で、天井に向かって両腕を上げます。左右を替えて同様に行いましょう。

Level Down
ぐらぐらしてバランスを取りにくい人は、まずは足を床につけたままで行ってみましょう。

LEVEL 1

DVDをチェック!

片足の鳩のポーズ

左右各 **1-3** 回

片方ずつ、キュッとヒップアップ！

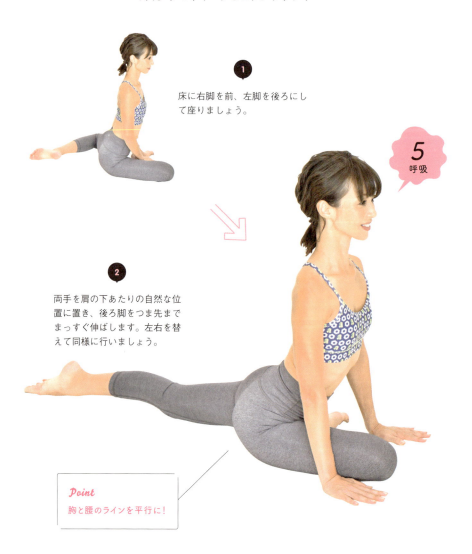

① 床に右脚を前、左脚を後ろにして座りましょう。

5 呼吸

② 両手を肩の下あたりの自然な位置に置き、後ろ脚をつま先までまっすぐ伸ばします。左右を替えて同様に行いましょう。

Point
胸と腰のラインを平行に！

Hip｜ヒップに効くポーズ

DVDをチェック！

LEVEL 2
橋のポーズ　1-3回

全体をキュッと引き締め、魅惑的な小尻に

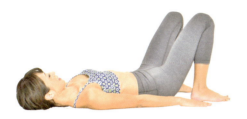

1 仰向けになり、両膝を立てましょう。かかとが膝の真下になるように。両手は手のひらを床にして、体の横に置きます。

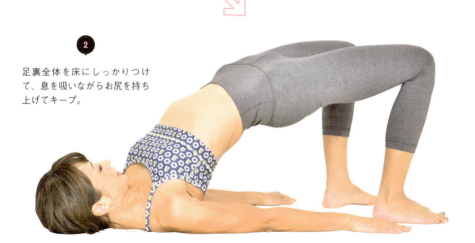

2 足裏全体を床にしっかりつけて、息を吸いながらお尻を持ち上げてキープ。

5 呼吸

Point
首には力を入れないで、足裏でお尻が落ちないようしっかり支える。

Hip｜ヒップに効くポーズ

DVDをチェック！

ピラミッドのポーズ

LEVEL **2**

1-3 回

お尻を天井に突き出すイメージで

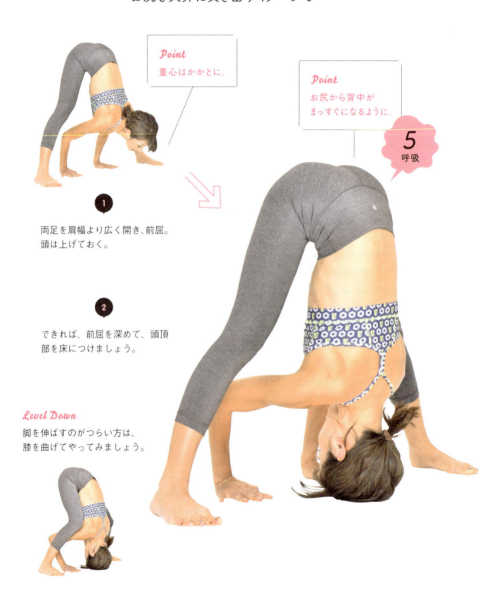

Point
重心はかかとに。

Point
お尻から背中が
まっすぐになるように。

5 呼吸

❶ 両足を肩幅より広く開き、前屈。頭は上げておく。

❷ できれば、前屈を深めて、頭頂部を床につけましょう。

Level Down
脚を伸ばすのがつらい方は、膝を曲げてやってみましょう。

LEVEL 3

らくだのポーズ   1-3回

小さく上向きのお尻に。バストアップにも

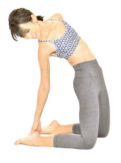

①
両膝を肩幅に開き、膝立ちになります。両手で左右それぞれのかかとをつかみましょう。

②
骨盤を前に突き出すイメージで、上半身を反らせます。

Point
重心は膝に。
胸を天井に向けて
大きく開く。

5呼吸

Legs

レッグライン

に効くポーズ

目指したいのは、ただ細いだけでなく、適度に鍛えられたメリハリあるレッグライン。太ももから足首まで一気に効かせることができるうえ、柔軟性も高まるポーズを選びました。さらに、美脚の大敵、むくみ解消効果も期待できます。

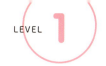
足の親指をつかむ ポーズ　1-3回

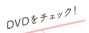

脚の裏側を伸ばして、むくみ解消！

> **Point**
> 骨盤は水平に。

> **Point**
> 背骨を伸ばし、頭を床に近づける。

5呼吸

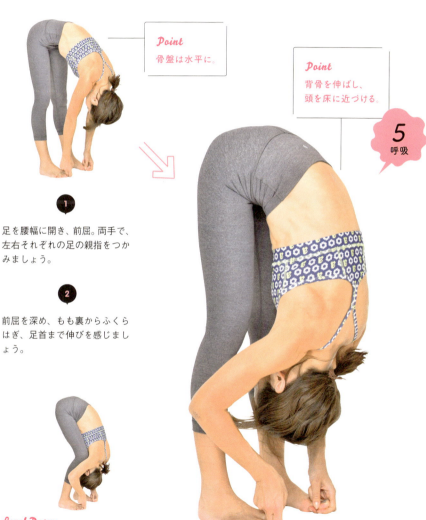

❶ 足を腰幅に開き、前屈。両手で、左右それぞれの足の親指をつかみましょう。

❷ 前屈を深め、もも裏からふくらはぎ、足首まで伸びを感じましょう。

Level Down
脚を伸ばしたままの前屈がつらい方は、膝を曲げて行ってみましょう。

Legs｜レッグラインに効くポーズ

Legs ｜ レッグラインに効くポーズ

DVDをチェック！

LEVEL 1
仰向けで親指をつかむポーズ　左右各 1-3 回

寝ころんだまま、美脚作り

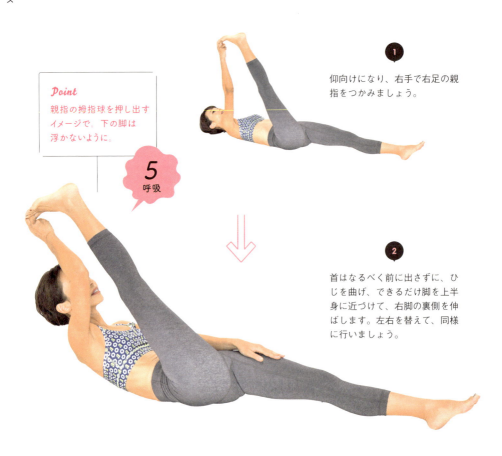

1 仰向けになり、右手で右足の親指をつかみましょう。

Point 親指の拇指球を押し出すイメージで。下の脚は浮かないように。

5 呼吸

2 首はなるべく前に出さずに、ひじを曲げ、できるだけ脚を上半身に近づけて、右脚の裏側を伸ばします。左右を替えて、同様に行いましょう。

Level Down 脚を伸ばしたまま上げるのがつらい方は、膝を曲げて行ってみましょう。ただし、逆脚は伸ばして。

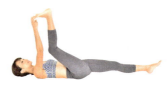

DVDをチェック!

LEVEL 2 仰向けの英雄のポーズ 1-3回

太ももの前側と足の甲がぐ～んと伸びる!

正座を崩して、お尻を床につけましょう。

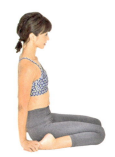

Point
膝が浮かないように。
あごを引く。

5呼吸

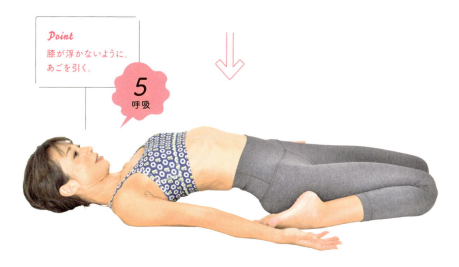

ゆっくりと片方ずつひじを床につき、仰向けになりましょう。姿勢が安定したら、胸を持ち上げて呼吸。手のひらは天井に向けます。

ダウンドッグのポーズ

LEVEL 2　1-3回

DVDをチェック！

Legs ｜ レッグラインに効くポーズ

お尻を突き上げると、自然に脚裏が伸びる！

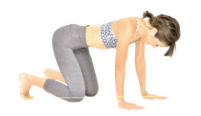

❶ よつんばいになり、両手は肩幅、手のひらが肩の真下にあることを確認しましょう。手のひらは広げ、つま先はカールして、床をしっかりとらえます。

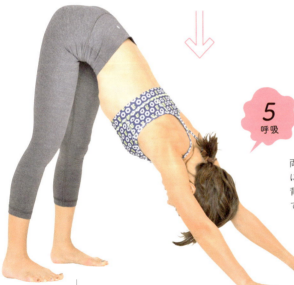

5呼吸

❷ 両手で床を押して、お尻を天井に向かって突き上げましょう。背骨をまっすぐにして、体全体で三角形を作るイメージです。

Point
肩の力を抜く。
重心はかかとにのせる。

Level Down
脚を伸ばすのがつらい方は、膝を曲げて行ってみましょう。

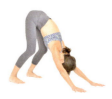

つま先立ちの椅子のポーズ

LEVEL 3　1-3回

DVDをチェック！

スクワットポーズで下半身を引き締め！

Legs ｜ レッグラインに効くポーズ

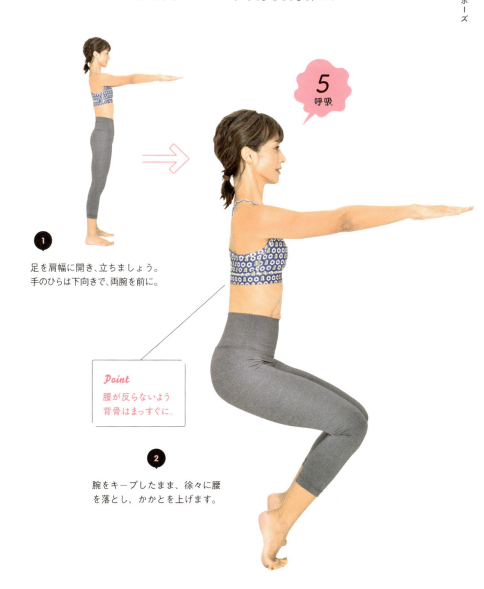

5呼吸

1 足を肩幅に開き、立ちましょう。手のひらは下向きで、両腕を前に。

Point
腰が反らないよう背骨はまっすぐに。

2 腕をキープしたまま、徐々に腰を落とし、かかとを上げます。

Upper Arms & Back

二の腕・背中

に効くポーズ

たるんだ二の腕や丸みを帯びた背中は、見た目年齢をぐっと上げてしまいます。日常生活であまり使わないので、脂肪がつきやすい、やっかいなパーツ。意識的に動かし、ノースリーブ姿に自信が持てる二の腕と、スッと伸びた背中でどんなファッションも着こなしましょう。

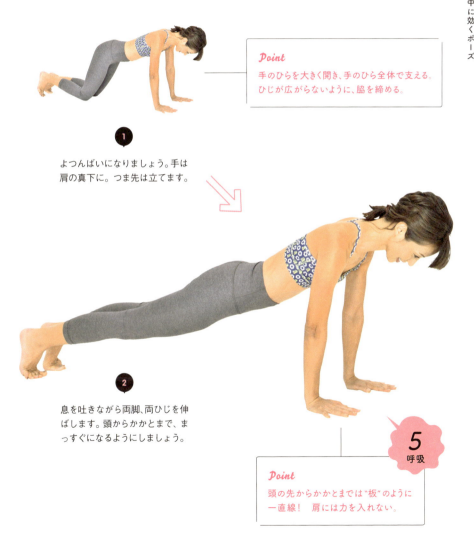

DVDをチェック!

LEVEL 1

板のポーズ　　　　1-3回

二の腕＆背中、さらには腹筋にも効く基本ポーズ

Point
手のひらを大きく開き、手のひら全体で支える。
ひじが広がらないように、脇を締める。

❶ よつんばいになりましょう。手は肩の真下に。つま先は立てます。

❷ 息を吐きながら両脚、両ひじを伸ばします。頭からかかとまで、まっすぐになるようにしましょう。

5 呼吸

Point
頭の先からかかとまでは"板"のように一直線！　肩には力を入れない。

Upper Arms & Back ｜ 二の腕・背中に効くポーズ

DVDをチェック！

LEVEL 1

ベビーコブラのポーズ

1-3回

腕の力ではなく、背中の力で上半身をアップ！

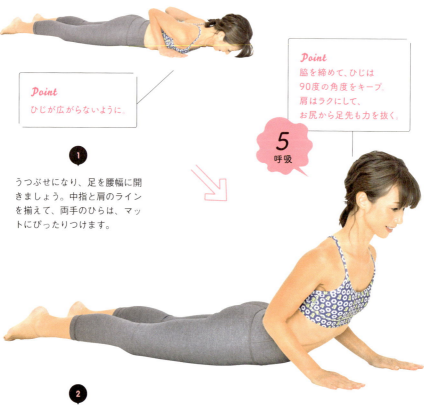

Point
ひじが広がらないように。

Point
脇を締めて、ひじは90度の角度をキープ。肩はラクにして、お尻から足先も力を抜く。

5呼吸

❶ うつぶせになり、足を腰幅に開きましょう。中指と肩のラインを揃えて、両手のひらは、マットにぴったりつけます。

❷ 息を吸いながら手の平全体を床に押し、背中の下の方から上半身を起こしましょう。

DVDをチェック！

LEVEL 2

椅子のポーズ　　　1-3回

両腕をぐんと伸ばして、二の腕＆背中に刺激を

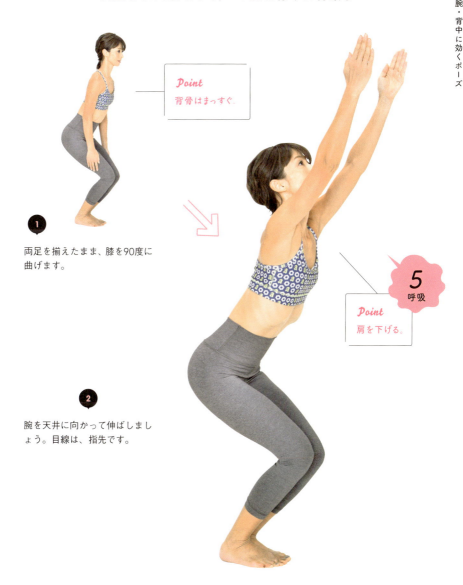

Point 背骨はまっすぐ。

1 両足を揃えたまま、膝を90度に曲げます。

2 腕を天井に向かって伸ばしましょう。目線は、指先です。

5 呼吸

Point 肩を下げる。

体側をねじって伸ばす ポーズ

LEVEL 2

DVDをチェック！

左右各 **1-3** 回

二の腕を鍛えながら、背中をまっすぐ整えます

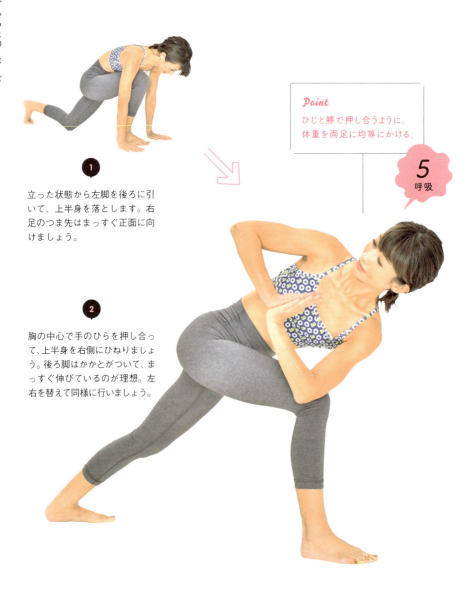

Point
ひじと膝で押し合うように。
体重を両足に均等にかける。

5 呼吸

❶ 立った状態から左脚を後ろに引いて、上半身を落とします。右足のつま先はまっすぐ正面に向けましょう。

❷ 胸の中心で手のひらを押し合って、上半身を右側にひねりましょう。後ろ脚はかかとがついて、まっすぐ伸びているのが理想。左右を替えて同様に行いましょう。

LEVEL 3

弓のポーズ

1-3回

背中をぐんとしならせ、美しいバックラインに

① 両足を腰幅くらいに開いてうつぶせになります。両手で左右それぞれの足首をつかみましょう。

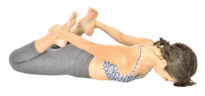

Point
胸を大きく開く。
肩に力を入れないこと。

5呼吸

② 上半身を反らせ、手に足を押し出すようにして、太ももを床から持ち上げましょう。

Stress

お疲れ＆ストレス

に効くポーズ

日々の疲れやストレスを発散し、心身のバランスをリセットしてくれるのもハワイヨガ。カラダだけでなく、眉間や口元もゆるめて、緊張をリリースしましょう。心身がスッキリして前向きになれますよ。寝る前に行うと睡眠の質もアップ！

LEVEL 1

DVDをチェック！

チャイルド ポーズ　　　1回

子どものようにくつろげるリラックス度満点ポーズ

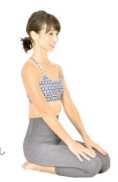

1 背骨をまっすぐ起こして正座します。

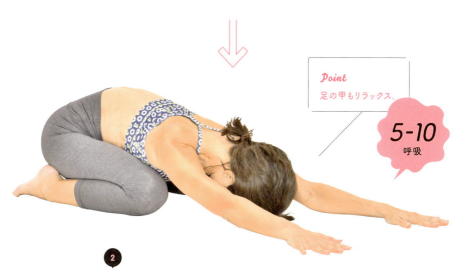

Point 足の甲もリラックス。

5-10 呼吸

2 腕を伸ばして手のひら全体を床にぴったりとつけましょう。無理のない姿勢でゆっくり呼吸しましょう。腕を伸ばすのがつらい方は、前屈するだけでもOKです。

仰向け合せきのポーズ

LEVEL 1

DVDをチェック！

1回

全身を地面に預けて、どこまでも脱力

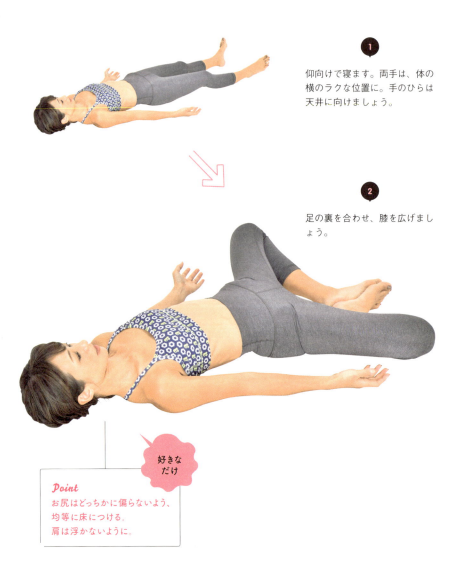

① 仰向けで寝ます。両手は、体の横のラクな位置に。手のひらは天井に向けましょう。

② 足の裏を合わせ、膝を広げましょう。

好きなだけ

Point
お尻はどっちかに偏らないよう、均等に床につける。
肩は浮かないように。

DVDをチェック!

LEVEL 2
蓮華座前屈（れんげざ）のポーズ 1回

お尻や股関節、上半身を気持ちよくストレッチ

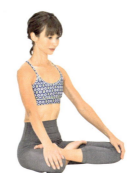

① 背骨を伸ばし、右足を左ももの上にのせ、左足を右ももの上にのせましょう。

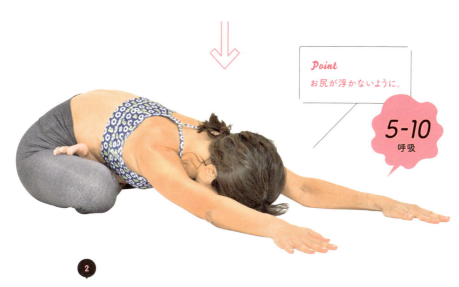

Point お尻が浮かないように。

5-10 呼吸

② 手のひら全体を床につけて、前に伸ばしていきます。おでこを床に近づけて、ゆっくり呼吸を整えましょう。

Stress｜お疲れ&ストレスに効くポーズ

DVDをチェック！

ハッピーベイビーのポーズ　1回

揺りかごの中でゆらゆら揺れる"幸せな赤ちゃん"気分で

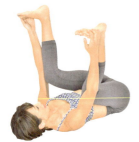

①
仰向けになって両脚を上げて膝を開き、両手で左右それぞれの足の横をつかみましょう。

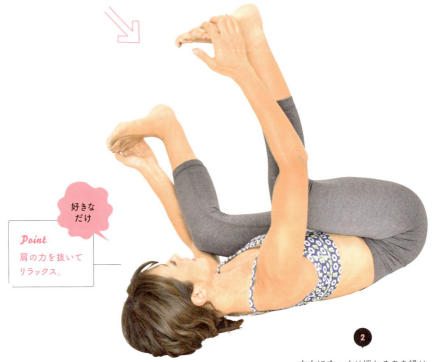

好きなだけ

Point
肩の力を抜いてリラックス。

②
左右にゆっくり揺れるのを繰り返しましょう。

DVDをチェック！

LEVEL 3

鋤（すき）のポーズ　1回

逆さのポーズで、血流改善＆リラックス！

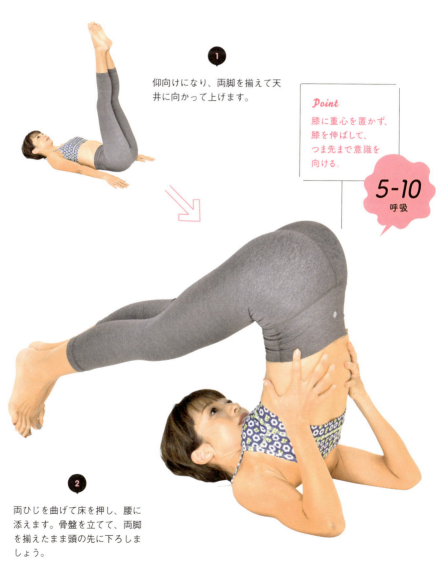

① 仰向けになり、両脚を揃えて天井に向かって上げます。

Point
膝に重心を置かず、膝を伸ばして、つま先まで意識を向ける。

5-10 呼吸

② 両ひじを曲げて床を押し、腰に添えます。骨盤を立てて、両脚を揃えたまま頭の先に下ろしましょう。

Stress ｜ お疲れ＆ストレスに効くポーズ

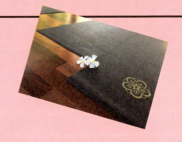

Q&A

こんなときはどうしたらいい？

「こうしなければいけない」というルールがないのが、ハワイヨガ。
でも、初めてチャレンジする方は、いろいろ疑問点や不安もあるかと思います。
私が生徒さんからたびたび受ける質問について、お答えしましょう。

Q 最初はやる気満々なのに、三日坊主になってしまいます……。
A モチベーションを保つための目標を持ちましょう。

何事も、目標がないと続かないと思います。あなたがハワイヨガをしようとこの本を手にとってくださった理由は何ですか？　ボディメイクが理由なら、憧れの女優さんやモデルさんなど、「こうなりたい」という具体的なイメージを持つとモチベーションをキープしやすいと思います。私の憧れであり目標は、私が毎朝通って練習しているPurple Yoga Hawaiiの先生たちです。生き方を含めて、その先生方に近づきたいという思いがあるから、頑張りがいがあります。

Q カラダが硬いのですが、できますか？
A 硬い人ほどやったほうがいい！

「カラダが硬いからできない、だからやらない」のではなく、「硬い人ほどやったほうがいい」というのが私の考え。膝を曲げるなど、レベルダウンしたやり方もご紹介しているので参考にしてください。実は、私も、前屈は得意だけど、後ろに反る動きは苦手……。苦手なことほど、克服する楽しみがあるから、前向きな気持ちで頑張れるんです。続ければ、次第に硬さもやわらぎ、「昨日できないかったことが今日できる」喜びが必ず訪れます。

Q 専用のウェアや道具はいりますか？

A なければいけないものはありません。

ウェアは、動きを邪魔しないものであれば、どんな服装でもOK。ヨガウェアを新調する必要はありません。もちろん、かわいいヨガウェアがモチベーションになるのであれば、いろいろ選ぶのも楽しいものです。マットがなければ、バスタオルでやってみて、膝が痛くなければ代替してまったく構いません。"○○でなければダメ"ということが一切ないのが、ハワイヨガ。格好や道具を気にするよりも、自分が心地よく過ごせる環境を整えましょう。

Q ヨガをしてはいけない日はありますか？

A "やってはいけない日"という
　ルールは存在しません。

満月と新月には練習をお休みするスタジオもありますが、やってはいけないということはありません。やりたいと思った時にやり、今日はやりたくないなと思ったらお休みする。それでいいんです。選択権が自分にあるのがヨガのいいところなのですから。ただ、やりたくないと感じるには、理由があるはず。常に自分の正直な気持ちと向き合う習慣をつけましょう。

Q なかなか効果を実感できません……。

A 正しく行えているか、チェックしてみて。

汗を大量にかかないとやった気がせず、効果を感じられないという方がいます。私も、ホットヨガから入ったので、最初は物足りなさを感じました。でも、ご紹介する通りにやれば、必ず効果は出ます！　呼吸を深く行うだけで、カラダの芯からほぐれていく感覚を味わっていただけるはずです。まずは深い呼吸で代謝のよいカラダづくりを。続けることで、バランスのとれた無駄のないカラダが、鏡の向こうで微笑んでいるはずです☺

DVDをチェック！　　Special

太陽礼拝のポーズ

①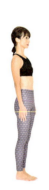

②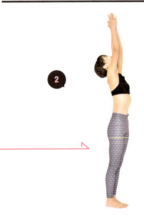

③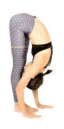

①　つま先とかかとを揃え、足の裏をしっかり床につけて立ちましょう。肩の力を抜いて、あごを引きます。

②　息を吸いながら両手を頭の上で合わせましょう。目線は親指へ。

③　息を吐きながら、前屈。手が床につかなければ、脚に添えるか、膝を曲げましょう。首に力が入らないように。

④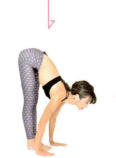

⑤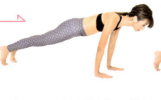

⑥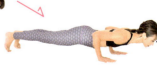

④　息を吸ってお腹を奥に引き入れて背骨を伸ばし、あごを上げましょう。

⑤　息を吸いながら両脚を後ろに引きます。いっぺんにできなければ片脚ずつ引きましょう。

⑥　息を吐きながら腕を曲げ、腕立てで胸を床に近づけましょう。脇が広がらないように。

「太陽礼拝」とは、太陽への祈りが込められた12ポーズを連続して行う
ヨガのベーシックな動作。私は毎朝、必ず行っています。
全身を動かすポーズが詰まっているので、ハワイヨガの準備運動として行ったり、
ヨガへの入門として行ってみるのもおすすめです。

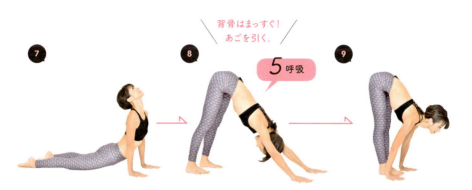

背骨はまっすぐ！
あごを引く。

5呼吸

⑦ つま先を床につけ、息を吸いながら両ひじを伸ばし、胸を開きます。

⑧ 息を吐きながら、手のひらと足裏全体で体を支え、お尻を天井方向に突き上げましょう。脚を伸ばすのがつらい方は、膝は曲がってもかまいませんので、かかとを床にしっかりつけます。呼吸を整え、その日の体調を観察しましょう。

⑨ 息を吸いながら足を手に近づけ、息を吸って頭を上げます。目線は、できるだけ遠くの斜め前へ。

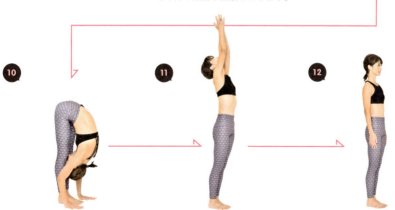

⑩ 息を吐きながら首の力を抜き、前屈。手が床につかない人は、脚に添えるか、膝を曲げましょう。

⑪ 息を吸いながら、両手を自然に頭の上へ伸ばす。目線は親指へ。

⑫ 息を吐きながら、両手を下ろし、まっすぐ立ちましょう。

CHAPTER 3

Lifestyle with Yoga

ヨガのあるライフスタイル

私が初めてヨガを体験したのは、旅行で訪れたハワイ。今、移住して、この地でヨガのインストラクターをできることに深い縁を感じます。好きな服を着て、ヘルシーな食生活を送れて、ハワイでのヨガライフは、ハッピーそのもの！ 再婚した素敵な彼との出会いも、ハワイヨガが引き寄せてくれたのかな？

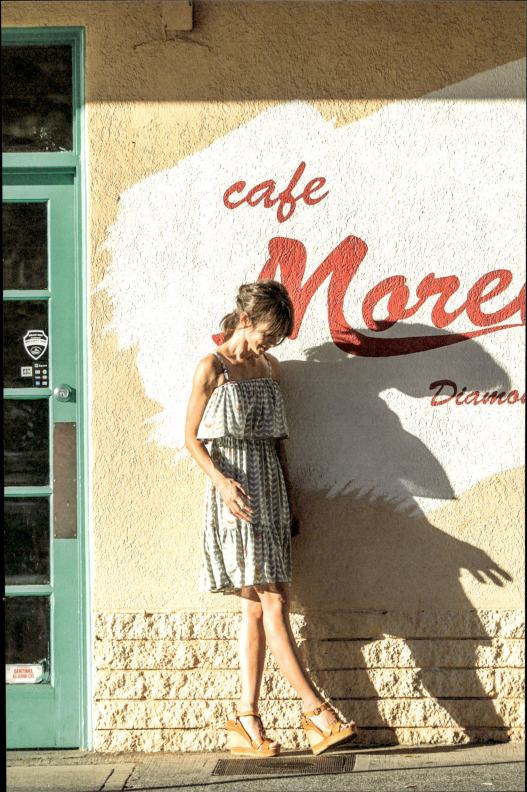

F O O D
フード

食生活は、ストイックになり過ぎず、お肉でもスイーツでも、そのときカラダが欲するものを食べています。糖質オフもせず、ご飯もいただきます。ヨガでたっぷりカラダを動かすと、より食事が美味しく感じられるんです。

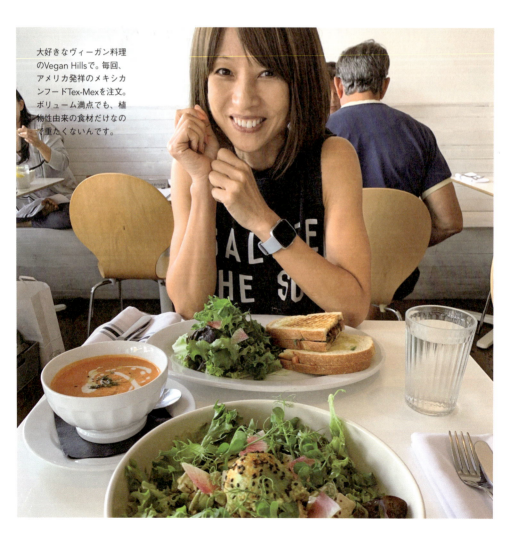

大好きなヴィーガン料理のVegan Hillsで。毎回、アメリカ発祥のメキシカンフードTex-Mexを注文。ボリューム満点でも、植物性由来の食材だけなので重くないんです。

page 56　　LIFESTYLE WITH YOGA

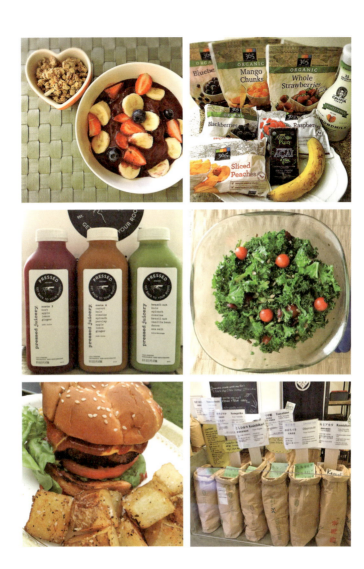

1	2
3	4
5	6

1. ヨガ後、アサイーボウルで早めのランチをいただくのがルーティーン。この日は、アサイー、フローズンフルーツ、アーモンドミルクをブレンド。 2. アサイーボウルの材料は、Whole Foods Marketで購入。 3. アラモアナにあるPressed Juiceryのコールドプレスジュースは飲みやすく、栄養もしっかり感じられます。 4. ハワイのケールは葉っぱがしっかり！ 生姜とごま油をきかせたドレッシングは手作り。 5. 週末のランチは自宅でBBQ。ハンバーガーも自家製でボリュームたっぷり！ 6. お米は、ワードにあるお米屋さんRice Factoryで購入し、その場で精米してもらいます。炊きたてのご飯にお味噌汁と納豆といった和食はやっぱり最高。

FASHION

ファッション

場所や年代によって「こうあるべき」という価値観が強い日本。私も「周りに合わせなければ」と、気にしていたときがありました。ハワイはとにかく自由！ 流行を追わなくても、人と同じでなくてもいいから、自分らしくいられます。

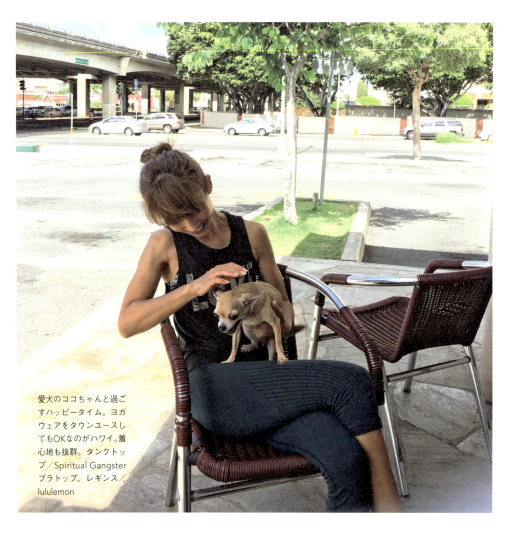

愛犬のココちゃんと過ごすハッピータイム。ヨガウェアをタウンユースしてもOKなのがハワイ。着心地も抜群。タンクトップ／Spiritual Gangster ブラトップ、レギンス／lululemon

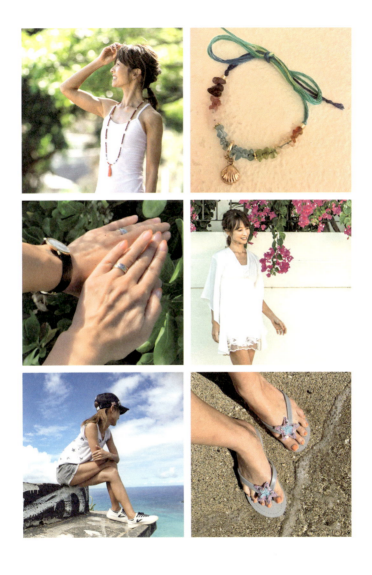

1	2
3	4
5	6

1・2. パワーストーンショップMalulani Hawaiiとコラボして作ってもらったヨガシリーズ。オリジナルのネックレスとミサンガです。3. 彼とデザインしたリングは、ハワイアンジュエリーブランドLaule'aでオーダー。4. ワンランク上のリゾートファッションブランドAngels by the Seaは友人のNinaがデザイナー。フェミニンなレースロンパースはヘビロテしています。5. キャップはaloha army、Tシャツ、ショートパンツ、スニーカーはtriton。どんなファッションも受け入れてくれるのがハワイです。6. Sand by Sayaのビーチサンダルはハワイのビーチにぴったり。サンダルで過ごす人の多いハワイですが、このブランドはセレクトショップかオンラインでしか購入できないので、人とあまりかぶらないのもいいところ。

C A R E
ケア

日本では定期的にマッサージに通っていましたが、ハワイではその必要をまったく感じないのは、ヨガのおかげ。セルフケアで使うアイテムには、子どもと一緒に使える自然由来のものをセレクトしています。

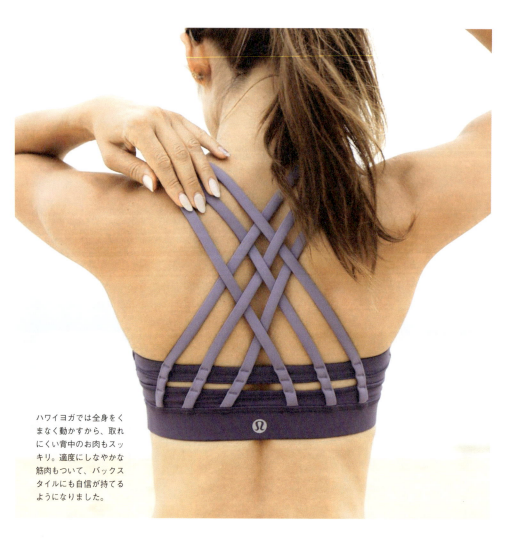

ハワイヨガでは全身をくまなく動かすから、取れにくい背中のお肉もスッキリ。適度にしなやかな筋肉もついて、バックスタイルにも自信が持てるようになりました。

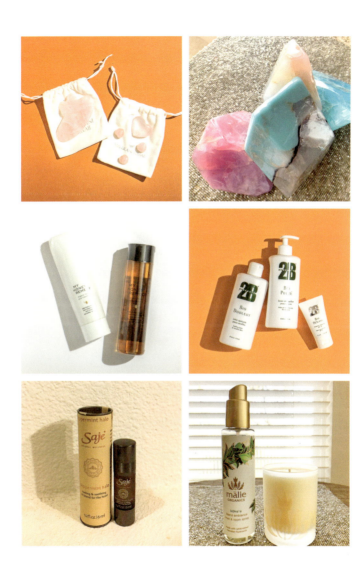

1. MALULANI HAWAIIのかっさマッサージプレート。本物のローズクオーツでできている美顔器ですが、全身に使っています。2. ローズクオーツやターコイズのような石けんは、Laule'aのソープロック。天然のオイルと植物成分でできていて、洗顔にもボディウォッシュにも。3. MY HONEY REMEDYの生はちみつ入りシャンプー＆トリートメント。ハワイの強い紫外線で傷みがちな髪に潤いが戻ってきました。4. 100％自然な美容成分で作られている2B Bio Beautyのスキンケアシリーズは手放せません。5. ヨギーに人気のSaje/peppermint haloのアロマオイル。頭がスッキリ！6. お家ではMarie Organicsのアロマキャンドルとリネン＆ルームスプレーでリラックス。フレッシュなKoke'e（コケエ）の香りがお気に入り。

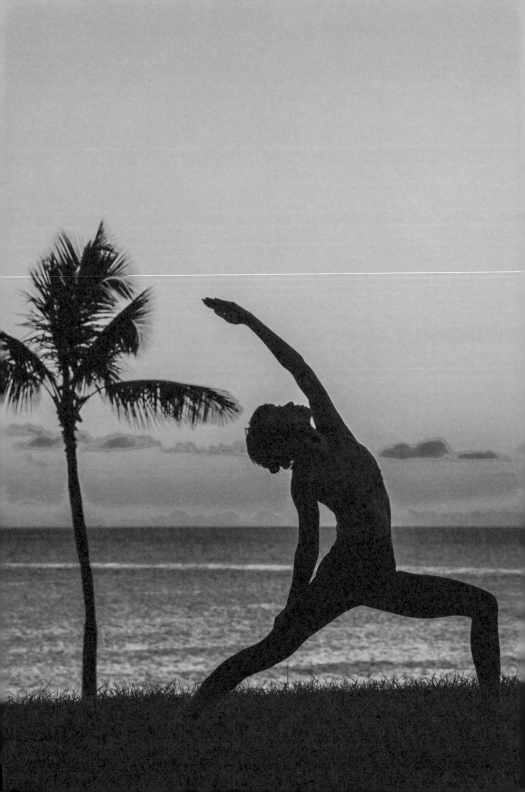

Epilogue

おわりに

　ハワイヨガ、いかがでしたでしょうか。みなさんのカラダに、心に、何か変化は訪れましたか？

　カラダが軽く感じる。なんだか気分がいい。頭の重たさや心の中のモヤモヤが、スーッと抜けていった。

　気になっていた箇所が、引き締まってきたみたい。

　そんな変化を少しでも感じていただけていたら、とても嬉しいです。「筋肉痛になって大変……」なんてことも、素晴らしい変化！　普段動かしていない部分に刺激が届いたのですから。

　みなさんが、こうしてハワイヨガを始めてくださったことに感謝します。せっかくですから、ぜひ毎日の習慣にしてください。

　カラダのコンディションや心の在りようは、毎日違うもの。その違いを教えてくれるのが、ハワイヨガです。私自身、10年以上ヨガを続けてきましたが、昨日できなかったことが今日はできたり、昨日は気にならなかった課題が今日は見つかったり、毎日、新しい発見があります。そして、ヨガの道には終わりがないこと、努力する余地がまだまだあることを思い知ります。だからこそ、一生をかけてヨガの奥深さを探究していくつもりです。

　みなさんとともに、長く、そして楽しく、続けていけたら、こんなに嬉しいことはありません。最後にあらためて、この本を手に取ってくださり、本当にありがとうございます。

2019年5月　花田 美恵子

花田美恵子 *Mieko Hanada*

1969年生まれ。ヨガインストラクター／タレント。学生時代より雑誌「Olive」の人気読者モデルとして活躍。2009年より4人の子どもたちと生活の拠点をハワイに移す。ハワイで初めて体験したホットヨガがきっかけとなってアシュタンガヨガの経験を積み、2015年、全米ヨガアライアンス公認RYT200の資格を取得。現在、ワイキキのホテルとアラモアナのプライベートスタジオ STUDIO 808HONOLULU（https://studio808-honolulu.com/）にて指導するほか、帰国の際にもハワイヨガのワークショップを行う。

デザイン	吉田憲司＋伊東沙理佳（TSUMASAKI）
ハワイ撮影	Akira Kumagai
ヨガポーズ＆動画撮影	林 桂多（講談社写真部）
ヘア＆メイク	坂口勝俊（Sui）、Mei Huang（M-IRROR SALON）
構成	小泉咲子
DVDプレス	イービストレード

DVD付き パーツやせ！
ハッピー・ハワイヨガ

2019年5月28日　第1刷発行

著　花田美恵子（はなだみえこ）
発行者　渡瀬昌彦
発行所　株式会社講談社
　　〒112-8001 東京都文京区音羽2-12-21
　　販売☎03-5395-3606　業務☎03-5395-3615
　　ディスクサポートセンター☎0120-500-627
　　10:00〜17:00（土・日・祝日を除く）

編集　株式会社講談社エディトリアル
　　代表　堺 公江
　　〒112-0013 東京都文京区音羽1-17-18 護国寺SIAビル6F
　　☎03-5319-2171
印刷所　大日本印刷株式会社
製本所　大口製本印刷株式会社

＊定価はカバーに表示してあります。
＊本書のコピー、スキャン、デジタル化などの無断複製は著作権法上での例外を除き禁じられています。本書を代行業者などの第三者に依頼してスキャンやデジタル化することは、たとえ個人や家庭内での利用でも著作権法違反です。
＊DVDの破損および不具合に関するお問い合わせは、ディスクサポートセンター宛てにお願いいたします。
＊落丁本・乱丁本は、購入書店名を明記のうえ、小社業務宛にお送りください。送料小社負担にてお取り替えいたします。
＊この本の内容についてのお問い合わせは、講談社エディトリアルまでお願いします。

©Mieko Hanada 2019 Printed in Japan　N.D.C.780.7　63p 21cm　ISBN978-4-06-515322-2